Ama Fleud-Floyd

Generel psyke relativitets teori

***

Bog 6

***

Lære om psykologi

***

Lære om Menneskehedens guldalder

***

***

Til Gud, mine forældre og verden

***

Til mine elskede forældre –

De viste mig menneskehedens evige mønster.

***

***

„Og den største af dem er kærlighed"

***

***

***

***

Her starter som den sidste af alle videnskaberne videnskaben om psyke.

***

***

Forord

***

***

Den sande videnskab starter med en definition af genstanden for dens studier. Pseudovidenskab giver en historie, mere eller mindre interessant, men ingen definition.

Der er millioner af bøger og værker, der beskæftiger sig med psyken og dens lidelser. Har du nogensinde mødt en definition af psyken i nogen af dem? En gyldig definition over hele verden?

Resten er stilhed?

Beslut, når du har læst alle bøgerne i dette arbejde.
***

***

Definition

Psyken er en proces med en aktuel symbolsk udveksling mellem emnet for psyken og dets nuværende miljø (subjektiv definition).

Psyken er en proces med en aktuel symbolsk udveksling mellem to emner i psyken (objektiv definition).

***

***

***

jeg

1.

I mit arbejde forklarer jeg denne definition. Min definition af psyken definerer det som et dynamisk fænomen. Ikke statisk som psyken blev forstået og beskrevet indtil nu.

2.

Med andre ord er alle statiske beskrivelser af psyken kun

metaforer. Det betyder, at i virkeligheden hele psykologiens sprog hidtil, begyndende med Freuds værker og millioner af bøger fra andre forfattere, skal ses som en slags poesi og ikke selvfølgelig som en videnskabelig skrivning! Imidlertid er det blevet forstået indtil nu bogstaveligt! Og på en sådan måde vildledte en falsk videnskab civilisationen og millioner af lidende mennesker.

3.

I mellemtiden er det absurd, at en sådan indlysende for alle udsagn lyder som en stor opdagelse, at psyken ikke er et observerbart objekt. Når alt kommer til alt har ingen nogensinde set det! Så vi kan hverken observere det eller beskrive det som et objekt.

Denne absurde er mere absurd end situationen før Copernicus angående den åbenlyse fælles observation, at Solen bevægede sig på himlen. Alle kunne se det med sine egne øjne. Og stadig var Copernicus den eneste, der satte spørgsmålstegn ved denne fælles observation.

5.

Faktisk var det erklæringen fra Copernicus, hvad der var absurd! På en måde, da den var i modstrid med den observerbare kendsgerning, blev erklæringen om Copernicus på en berettiget måde afvist af dengang videnskaben. Videnskaben foran ham havde et observerbart bevis på, hvad der bevægede sig, og hvad der ikke gjorde. Stadig kunne det endelige bevis kun få os, der kunne se Jorden fra det kosmiske rum. Det betyder, at observationen, som er grundlaget for al videnskab, ikke er nok til at være afgørende. Observationens synspunkt er afgørende.

II

1.

Jordens overflade var et forkert synspunkt at afgøre, om solen bevægede sig rundt om jorden eller var det omvendt. Men indtil det 20. århundrede var det det eneste tilgængelige synspunkt, så indtil kosmiske ture var observationen om, at solen bevæger sig rundt på jorden, helt retfærdiggjort.

2.

Med mit arbejde vil jeg vise, at i tilfælde af psyken er det også spørgsmålet om synspunkt.

3.

Indtil nu var psykologien baseret på det statiske

synspunkt på psyken. Psyken blev beskrevet af Freud, grundlæggeren af det 20. århundredes psykologi, som et statisk objekt. Det blev delt af ham på en typisk statisk måde i portioner som: "ego", "superego", "id", "consiousness", "underbevidsthed". Det var en slags en magisk verden med dens gådefulde statiske strukturer, en verden af objekter, der var helt underlige for folks hverdagsliv. Og derfor nødvendigheden af en oversætter, som en psykoterapeut skal være. Det antages af en klient, at psykoterapeuten kender psykeens gådefulde verden og vil være i stand til at beskrive den på et sprog, som alle forstår.

4.

Denne tilgang ligner meget, hvordan de åndelige grupper fungerer. Både i tilfældet med hidtil psykologi og i tilfælde af åndelige grupper er der en gruppe mennesker, der "kender" den "hellige" viden om henholdsvis psyken og den åndelige verden, og der er resten af de mennesker, der kender intet eller kun ved så meget som dem, der "kender" vil fortælle dem. To verdener: sakrum (verden hvor kun de, der kender, har adgang til) og profanum (klienterne til dem, der kender).

5.

Hvad er egentlig denne "hellige" viden om psykologi hidtil?

Det er en opfundet og hele tiden genopfundet historie om sakrummet - en gådefuld verden af psyken, hvor intet er sikkert, alt muligt, og den vigtigste rolle spilles af dem, der "ved" at fortælle en klient en historie om psyken.

III

1.

Den største af hidtil historiefortællere af psykologi, som Freud, var dem, hvis historier var de mest originale og ... mærkelige. Hvorfor mærkeligt? Fordi "sakrummet" ikke kan være så banalt som "profanum", hvis de skal være klart adskilt fra hinanden. Uden denne adskillelse ville der ikke være behov for dem, der "kender". Dette forklarer, hvorfor "psykologi" hidtil ikke er kommet indtil nu til at blive en videnskab.

2.

Videnskaben er en ødelægger af korsbenet, fordi videnskaben opdager lovene for at forstå verden. Og den verden, der styres af lovene, er ikke længere gådefuld. På denne måde bliver korsbenet til profanum. Som følge heraf er de, der "kender" overflødige. At kende naturens love og bruge logisk tænkning er nok til at komme videre i profanum-verdenen. Alle kan gøre det.

3.

 Dette er grunden til, at de, der hidtil "kender" i "psykologien", er de sidste, der prøver at etablere og popularisere enhver lov, der styrer psyken (hvis de tilfældigvis opdager dem). En dag, hvor psyken bliver videnskaben, vil være deres sidste dag. De vil dog bekæmpe før ethvert reelt forsøg på at få psykologien til at blive videnskaben.

4.

Når det kommer til psyken, accepterer alle fra sin egen erfaring, at den eksisterer. Spørgsmålet er kun, at ingen nogensinde kunne se det med øjnene som et observerbart objekt. Ikke desto mindre accepterer alle dets metaforiske beskrivelser som om de var af et observerbart objekt. Hvorfor?

5.

Fordi indtil nu har folk ikke haft noget valg! Det samme som indtil Copernicus. Der var ikke noget alternativ. Folk tror på, hvad forfattere skriver. Du får alternativet til beskrivelsen af psyken hidtil i dine hænder.

IV

1.

Så hvad kan vi sige om psyken? Videnskabeligt set kun dette, hvad der kan observeres. Som eksemplet med Copernicus viser, er observation selvfølgelig ikke en garanti for, at det, vi ser, er det, vi ser. Men i tilfælde af psyken er det bare det modsatte af tilfældet med Copernicus. Fordi observationen af hidtil ikke ser noget!

2.

Indtil kosmisk udløser videnskabelig procedure baseret på observationen, som er den betingelse sin qua non for den ægte videnskab, kunne ikke acceptere beregningerne af Copernicus. Selvom de matematisk set så rigtige og plausible ud. Med andre ord, Copernicus, 400 år før observationen fra det kosmiske rums synspunkt, gav matematiske argumenter for, at observationen fra jordoverfladens synspunkt var forkert.

3.

Min rolle i psykeundersøgelsens historie er det modsatte af den rolle, som Copernicus spillede i udforskningen af kosmos.

4.

Copernicus med matematiske argumenter beviste nemlig, at

beskrivelsen af observationen af solens bevægelse på himlen kun var en forklædning for det sande. Og fejlen ved den falske observation bestod i et forkert synspunkt af observationen af solbevægelsen.

5.

Til gengæld forsøger jeg med min logik, biologi, fysik, kemi og evolutionære argumenter at bevise, at beskrivelsen af den gældende psyke baseret på ingen observation også kun er en forklædning for det sande. En forklædning, der er den samme opfundet som den var før Copernicus.

V

1.

Én ting springer dog op for øjnene. Mennesker for 2000, 1000 og 400 år siden syntes at være bedre tænkere end mennesker i dag! Hvorfor?

Disse gamle mennesker er, selv om de er forkert i deres beskrivelse af solbevægelsen, undskyldt af argumentet fra observationen til deres fordel.

Folk i det XX århundrede tror igen på en beskrivelse af

psyken baseret på argumentet om ingen observation ...

2.

Min rolle i dette vendepunkt for udforskningen af psyken er at stoppe æraen med beskrivelser af psyken baseret på ingen observation. For at gøre denne observation mulig måtte jeg søge efter en mulighed for at observere psyken. Og denne mulighed kunne findes, men ikke der, hvor millioner og millioner af mennesker ikke har fundet den før mig. Det kunne ikke findes i den statiske dimension af virkeligheden.

3.

Mit kopernikanske gennembrud var at flytte mit synspunkt på psykeobservation fra den statiske dimension af virkeligheden til den dynamiske. Og denne handling gjorde hele forskellen. Jeg kunne endelig observere og definere, hvad psyken er.

Definition af psyken i hånden, jeg kunne starte videnskaben om psyken.

4.

 Og hvad der kan observeres er et dynamisk fænomen. Den dynamiske proces!

 Denne dynamiske proces kalder jeg i min definition af psyken - den nuværende symbolske udveksling! Det betyder, at det ikke er muligt at tale om en persons psyke. Det findes ikke. Hvad der eksisterer er kun psyken som en øjeblikkelig aktuel symbolsk udveksling. Det betyder, at en persons psyke er en sekvens af uendeligt små øjeblikkelige symbolske udvekslinger, det samme som lyset er sekvensen af uendeligt små fotoner af lys.

Af denne grund kan psyken som en proces forstyrres, men kan naturligvis ikke være syg (!)

Og af denne grund (ikke den eneste) er titlen på dette værk:

„General Psyche Relativity Theory".

5.

(Selvfølgelig finder du stadig i dette arbejde udtryk, der minder om æraen med de statiske psykebeskrivelser (to poler, interpolært rum, ...).

Jeg kunne dog ikke begynde at skrive om psyken ved hjælp af det sprog, som du ikke forstår, min kære læser, allerede fra de første sider. Af en meget enkel grund: ingen før mig skrev om psyken som om et dynamisk fænomen, som lyset eller tiden.

 Du undrer dig måske over, hvorfor jeg er den eneste, der behandler psyken som et fænomen og ikke som et objekt. Svaret er let. Fordi jeg aldrig har set psyken, og jeg har aldrig hørt, at nogen har det. Stadig eksisterer den!

Konklusionen er en: det er et dynamisk fænomen.)

Lære

jeg

1.

I et system, hvor en lærer er en "specialist" i uddannelse af børn, og forældrene kun er de passive klienter, forstår forældrene barnets situation på den måde, det diagnosticeres af en lærer eller en skolepædagog. Dette betyder kun én, barnet betragtes af alle som dumt. Det er bedst.

2.

En alt for nidkær lærer eller en sådan skolekonsulent eller

en forælder vil stadig bede om en udtalelse fra en børnepsykolog, og nu vil barnet utvivlsomt blive diagnosticeret med et skoleproblem. Derefter tager det kun et lille skridt for et barn, som en kamp i skolen eller noget lignende, sendes til den psykiatriske observation. Og her vil barnet høre en livstidsdom, fordi der helt sikkert vil blive stillet en psykiatrisk diagnose.

3.

  Og en sådan diagnose følger en person hele livet. Jeg kender ikke et tilfælde, hvor en patient kom til psykiatrien uden en diagnose og efterlod den uden en diagnose af den såkaldte "psykiske sygdom", og i tilfælde af børn, af den mentale udviklingsforstyrrelse.

4.

Og selvfølgelig er denne lidelse sikker nu! Millioner af

sådanne børn gennemgår obligatorisk skolegang og gennemgår utrolig mental tortur.

Først er det forbudt at frit udvikle en sund legrefleks, derefter er de underlagt den "uddannelsesmæssige" mobbing eller peer-mobbing, når lærere og psykologer betegner dem som psykisk handicappede eller mindre intelligente, og til sidst kommer de ganske ofte til helvede af børnenes psykiatrihospitaler.

5.

De fleste af disse børn vil forblive i psykiatrien for evigt. De flytter bare til voksenpsykiatrien efter 18 år.

De fleste af dem får aldrig et erhverv eller har en familie.

De fleste af dem lever af en social pension.

Nogle, især dem, der er berøvet tætte familieforhold, fordi de vil bryde hurtigere end senere, vil vende sig mod den sociale patologis underverden.

Dette er frugterne af det offentlige uddannelsessystem rundt om i verden.

II

1.

  Men det er ikke alt. Selv børn har tilpasset sig dette system, fordi de har tavset deres legimpuls, da de har indset, at for at overleve i dette ulige forhold til voksne, skal de lære at foregive og lyve. Så meget som ikke at irritere de voksne -

lærerne, lærerne, forældrene. For ikke at fremprovokere deres aggression ...

2.

Påminder det os ikke om noget?

3.

Ja, mange af de omhyggelige læsere af dette arbejde kunne have bemærket, at sådanne ord, ord om unge individer, der tilpasser deres adfærd til strenghed hos seriøse voksne, at sådanne ord vedrører dyreindividerne.

4.

Ja, ja. Jeg skrev før, at den menneskelige art er forskellig fra dyrearten, fordi den første opnåede sin fordel over hele dyreriget ved at udvikle kulturen i et stykke, den kultur, der varede frit i de første flere millioner år af menneskeliv Jorden. Og at det var takket være denne kultur, at den menneskelige art kunne komme ind i eksistensens symbolske dimension og skabe sin civilisation af tanker og symbolske begreber, utroligt set i forhold til universet. Dette er hvad jeg skrev for et par sider siden. Var jeg forkert?

5.

Jeg ville ønske, at det var en fejltagelse. Men sådan er det ikke. Og læseren gætter sandsynligvis allerede på, hvad der er sket med menneskeheden i de sidste årtusinder af dens historie. Hvad skete der, at den menneskelige art ikke har fulgt den sti, der sikrede denne fænomenale kosmiske succes i form af symbolsk virkelighed?

III

1.

Det vil være en så forfærdelig konklusion for mange mennesker, at de måske betaler med en nervøs krise for det. Denne psykologilære er imidlertid ikke skabt til at trøste hjerter, men det er et forsøg på upartisk at studere og beskrive den menneskelige psyke, så alle konklusioner skal drages.

2.

Nå, det er ikke rigtig angst. Nå, det er ikke rigtig en højt udviklet hjerne. Nå, faktisk er disse ikke engang bevidste hjernebølger. Alt dette ville ikke være nok til at skabe en unik symbolsk dimension i universets skala. En dimension, som kun mennesker har adgang til. Ingen andre.

3.

For at denne dimension skulle opstå, bortset fra angsten, bortset fra en højt udviklet hjerne og bortset fra de målrettede hjernebølger, som et kirsebær på en kage, en triviel bagatel - men absolut nødvendigt, måtte manden blive en art med en legende fungerende strategi! Fordi kun en sådan strategi tillod manden ikke kun at udvikle talen, men hvad der skal lyde på en særlig stærk måde i

Psykologilæren, er en sådan legende strategi en vidunderlig antiangststrategi !!!

4.

 Dette er det vigtigste i den sjove strategi! At det viste sig at være det mest effektive blandt alle dem, som den primitive mand testede, den mest effektive mod energien fra angstpolen, der chikanerede manden, men også den mest gavnlige til at stabilisere den psykiske følelsesmæssige pol!

5.

  Således gjorde allerede de umenneskelige aber denne fænomenale opdagelse, at de skal spille meget mere end deres dyrefætre. Sidstnævnte spiller disse psykologisk unipolære væsener kun, når den følelsesmæssige pol udstråler positiv energi, en glæde og en tilfredshed. Når

denne positive energi mangler,
er der ikke noget sjovt.

IV

1.

De bipolare præhumane aber kan ikke stoppe med at spille kun fordi de har mistet glæden og den tilfredshed, der ville have motiveret dem. Hvorfor? Fordi de umenneskelige aber konstant stimuleres uden for søvntiden af angstpolens negative energi! Og disse aber bemærkede meget hurtigt, allerede i deres barndom, at intet distraherer opmærksomheden fra angsten som det sjove! Derfor vil de aldrig få nok af det sjove. Det er deres stærke beroligende middel.

2.

Der har altid været en tvist blandt filosoffer om, hvad der drev og driver den menneskelige udvikling. Stræben efter selvforbedring eller rettere undslippe fra smerten?

3.

 Læseren vil sandsynligvis gætte, hvilken af filosoferne jeg hører til, når det kommer til mit syn på denne sag. Som evolutionist prøver jeg at se på verden, inklusive manden, gennem naturens øjne. Og denne observation er min eneste kilde til viden.

4.

Manden er et iboende element i naturen, i dyreriget. Og i dette rige gør intet dyr, intet menneske noget, som han ikke behøver at gøre.

Alligevel spørgsmålet om nødvendighed? Ja, nødvendigheden er drivkraften bag alle ændringer. Mange af disse ændringer er ændringer til det bedre. Sådan gøres et fremskridt og en udvikling.

5.

  De menneskelige primater søgte ikke udviklingsmuligheder. Som alle aberne, som alle dyrene, søgte de kun at overleve. Og stræber efter at øge chancerne for at overleve, gentog de de aktiviteter, der øgede chancerne for at overleve.

V

1.

Angsten var ikke oprindeligt en gavnlig mutation for at øge chancen for at overleve. Helt modsat !!! Frygten som angst sænkede chancerne for overlevelse for dem, der blev ramt af den dramatisk.

2.

Måske vil vi aldrig vide det, Jorden var vidne til en periode, hvor disse førmenneskelige aber var i fare for at blive udryddet. Angsten kunne næsten have udslettet dem.

Hvem ved, hvis vores liv, historien om den vidunderlige menneskelige civilisation, vores stolthed over at være skabelsens konger, vores stolthed, der næsten placerer os på en guddommelig piedestal, skylder vi ikke en, der stadig er behåret, bruger stadig hænder til at gå men allerede en bipolær abe, der i denne sidste flok af de bange og sultne menneskelige primater skjult for rovdyr på den højeste klippe pludselig bevægede halen koketisk og hængte sin triste nabo med den og begyndte at have det sjovt sammen?

3.

Da han så denne glæde, fulgte andre hende. Og i en eller anden gal amok af den dømte begyndte flokken at lege, kvæle og hoppe. For lykke. Ingen var bange. Tværtimod blev alle på én gang glade og frygtløse! Glædelighed og mod hjalp dem ned ad klippen. Og det var ikke engang så slemt, som de frygtede. Og overraskende nok lurede ingen rovdyr. Aberne fandt hurtigt noget mad og vendte tilbage til den høje klippe for at hvile der og fra nu af have det sjovt altid og overalt.

4.

  Intet dyr glemmer en livreddende strategi. Og hvad når følelsen af fare, og det er faktisk, hvad angst er, ikke afgår selv et øjeblik? Det er indlysende, at de i en sådan situation bliver uadskillelige: en følelse af fare og en effektiv måde at roe sig ned med to ord - angst og sjov!

5.

Dette er grunden til, at den menneskelige art er blevet som ingen anden art en af et stykke. Fordi der ikke var nogen anden, mere effektiv måde at tackle angsten på. I det mindste i starten! Det sjove blev en refleks!

VI

1.

I så fald er grundlaget for den menneskelige civilisation angsten og det sjove!

Men det var ikke angsten, der bidrog til eksplosionen af vores art, det var sjovt!

2.

Først og fremmest bragte sjov og leg individer, herunder mandlige og kvindelige så tæt på hinanden, at estrus og parringsperioder, som i ingen anden dyreart, faldt ud.

  Hvorfor parring en gang om året, når disse præhumane aber havde parring og sjov hver dag? Det lyder måske drastisk eller måske sjovt, men dette aspekt af den konstante parringssæson kunne have bidraget til den utrolige demografiske eksplosion. Hvis vi kan sige det om de umenneskelige aber.

3.

Jeg tror, at aksen for menneskelig udvikling både individuelt og sociologisk i mange millioner år var et leg.

4.

At have det sjovt hjalp med at kommunikere, reproducere og lære nye færdigheder. Faktisk kunne det have lettet organisationen af de første stammegrupper og derefter de stadig bedre koordinerede større sociologiske systemer. Det er lettere for enkeltpersoner at "komme sammen" med hinanden, når de har det sjovt sammen, og derfor glade og positive over for hinanden sammenlignet med isolerede individer.

5.

   Nogle mennesker, der hævder at være genoptagere af den forhistoriske periode i den menneskelige civilisation, prøver at påtvinge et helt andet billede af den menneskelige psykeudvikling. Nemlig, at der i forhistorien for vores art var endnu mere grusomhed blandt disse førmenneskelige skabninger end i den omgivende vilde verden af rovdyr.

VII

1.

Min psykologiske arkæologi bekræfter ikke dette. Spilinstinktet siden fødslen er et vidnesbyrd om de gamle tider og et vidnesbyrd om, at den menneskelige art så tidligt som ved daggry, allerede på det umenneskelige aberstadium, paradoksalt nok, for at kunne overleve, måtte være en munter og underholdende genre for enhver pris.

2.

Det var sådan i lang tid. Udviklingsmæssigt næsten til nutiden. Først for nylig, for nogle få titusinder af år siden, forlod vores art pludselig stien til legestrategien efterfulgt af manden hele evolutionens historie. Hvad var årsagen til dette?

3.

Hvad kan være grunden til at forlade den måde, der gav os en så fænomenal succes i naturens verden?

Svaret vil overraske nogle mennesker, mens andre finder det en logisk forklaring på den nuværende menneskelige tilstand.

4.

Nå, for flere titusinder af år siden forlod manden den bedste og mest hensigtsmæssige vej for en legestrategi, fordi han allerede havde nået det udviklingsniveau, hvor han følte sig stærk nok til at give sig selv en status højere end status som en munter hygge sig indtil videre. En simpel hverdag og en sjov var ikke længere nok for ham.

5.

Det er svært at være helt sikker på, hvad der kunne have forårsaget en så radikal ændring i forståelsen af sig selv. Det ser imidlertid ud til, at en hovedstad, måske endda en afgørende rolle i fremkomsten af denne katastrofale retning i det lange løb kunne have været spillet af ... skolen!

VIII

1.

Ja, ja. Det var der i skolen, at manden begyndte uforsigtigt at undergrave menneskehedens rødder. Skolen sluttede barndommens og ungdommens frie spil. Og vi ved allerede med sikkerhed, at den menneskelige psyke kun kunne udvikle sig så smukt på grund af leget og legens refleks, som modsat angsten.

2.

Skoleinstitutionens udseende for flere dusin tusind år siden, selvfølgelig ikke i den form, vi kender i dag, men alligevel fremmer det samme princip som i dag, princippet om at blokere et barns frie legesyge, denne flagskibsinstitution for den menneskelige civilisation begynder æraen med menneskehedens mentale krise.

Den epidemi af psykiske lidelser, som vi håndterer i dag, er kølvandet på denne begivenhed.

3.

Siden titusinder af år har menneskeheden ikke kun stagneret i udviklingen af psyken, men det bliver mere og mere mærkbart, at vores mentale tilstand gradvist falder.

4.

Den moderne menneskes mentale svaghed, og jeg mener ikke kun manden i det 20. og

21. århundrede eller kun manden i den moderne æra, men generelt mener jeg den historiske mand, manden siden selve oprindelsen af den menneskelige civilisation, hans psykologiske svaghed, dybere og dybere svaghed, er kilden til tragedien i hele denne civilisations historie.

5.

Denne historie kunne ikke være anden end tragisk, da civilisationens fundament var benægtelsen af menneskets mest menneskelige natur, som er den angstdæmpende legerefleks.

 Pludselig er det sjove blevet en luksus forbeholdt de få. Adgangen til den blev målestokken for livssucces længe før penge dukkede op.

IX

1.

Spørgsmålet er, hvorfor den historiske menneskelige civilisation lige fra starten forsøgte at gøre det sjove og stykket så vanskeligt tilgængeligt. Hvorfor gøre det ud af noget, der er så tilgængeligt i millioner af år før civilisationshistorien.

2.

Jeg skriver den "menneskelige civilisation" i generelle vendinger, og trods alt gennem alle disse tusinder af år af dets historie er det ingen andre end specifikke mennesker, der havde indflydelse på, hvad denne civilisation var.

  Civilisationen som begreb kommer først ind på historiens arena, når de første historiske figurer dukker op fra den navnløse skare af forhistoriske figurer. Så længe folk var navnløse, lige til hinanden, var der endnu ingen civilisation.

3.

Således er civilisation en form for tilegnelse af historien. Og denne bevilling kunne kun udføres af nogen, der tidligere havde tilegnet sig landet, rigdommen i landet og endda andre mennesker!

4.

Og her kommer vi til svaret på spørgsmålet om, hvorfor den sjove elskende mands lange æra er afsluttet, og civilisationsmanden, den civiliserede mand er kommet ...

5.

  Den psykiske faktor i stræben efter magt (faktor III) overvældede i sidste ende faktoren med trivsel, at være sammen og have det sjovt (faktor II). Dette er dyrefaktorer, som jeg allerede har beskrevet i andre værker. På samme tid har det gennem millioner af år været en faktor af gemyttelighed og legende snarere end faktoren for bevidsthed (faktor V) eller en social rolle (faktor VI), der automatisk beskyttede os mod angsten.

x

1.

Men en ekstremt trist ting skete for titusinder af år siden. Da vi allerede er smukt udstyret med den fremragende udviklede bevidsthed, valgte vi ikke, hvad der er godt i den dyrebare natur, dvs. stræber efter at være sammen med andre gennem det sjove og leg, men vi valgte det, der er dystert i dyrets natur, dvs. stræber efter magten .

2.

Efter millioner af år af den menneskelige psyks storhedstid, efter at vi havde levet næsten trygge fra angsten og trukket fra dyrets leg, valgte de første ejere af historien en anden vej for os. Vejen til had, aggression, magtkamp, kæmper for berømmelse og sejrernes udødelige herlighed.

3.

For disse få paranoide ideer betalte hele menneskeheden

og betaler fortsat flere titusinder af år prisen for gradvist at miste det, der var bedst i os, det gode, vi havde arvet fra forhistorisk tid. Nemlig godhed og kærlighed. Fordi godhed og kærlighed, ikke erobringer, ikke krige, ikke handel, ikke had, ikke magt betyder menneskehed.

4.

Nå, men der er stadig på trods af så mange tusinder af år, der har passeret noget vagt minde om menneskehedens gyldne tidsalder, en hukommelse, som ekko kan findes i den gamle mytologi hos alle verdens folk. Den forhistoriske æra, hvor alle mennesker var brødre, da alle var glade og spillede hver dag, og der ikke var nogen ejendom, og alle hjalp hinanden med at blive lykkeligere og gøre det sjovere sammen.

5.

Ekko af denne myte flimrer stadig på bannerne og i klichéerne, der prøver at overbevise den sidste naive om, at det moderne menneske er ædlere og mere værdifuldt væsen end dyr. Men sandheden om den menneskelige civilisations mand er anderledes.

 Og alligevel er menneskehedens guldalder ikke en myte! Og alligevel er det rigtigt, at det varede hundreder af tusinder, måske millioner af år! Vi har netop bevist det.

***

***

***

Definition

Psyken er en proces med en aktuel symbolsk udveksling mellem emnet for psyken og dets nuværende miljø (subjektiv definition).

Psyken er en proces med en aktuel symbolsk udveksling mellem to emner i psyken (objektiv definition).

***

***

***

Husk!

Exordium

jeg

1.

  Når jeg ser på vilde dyrs liv, er jeg altid forbløffet over deres overlevelseskraft. Uanset om det er i sibirisk frost eller i troperne, for ikke at nævne tempererede zoner, er alle dyr så perfekt harmoniseret med naturen, at de næsten aldrig bliver syge i hele deres liv. De bliver kun syge i alderdommen, og det er hvad alderdommen hos dyrene er.

2.

 I mellemtiden er manden som den eneste art blandt pattedyr en ekstremt delikat art med hensyn til sundhed og lider derfor af enhver sygdom og konstant gennem hele livet. Hvorfor? Hvorfor? Hvad er meningen med det?

3.

Det ser ud til, at vi skal søge svaret på dette spørgsmål i selve oprindelsen af den menneskelige art. Jeg har allerede beskrevet dem udførligt i mine værker hidtil i sammenhæng med udviklingen af mandens psyke. Og det viser sig, at mandens tendens til at blive syg er uventet tæt knyttet til spørgsmålet om den menneskelige psyke!

4.

 Jeg beviste mange gange i mit arbejde afhandlingen, at naturen anerkendte angstmutationen som yderst farlig for dyrene og dermed de menneskelige aber.

  Desuden er der bevis for, at naturen betragtede angstmutationen som absolut katastrofal. Hovedårsagen var ikke ødelæggelsen af psyken. Uventet viste angsten sig at være farligere for kroppen som for psyken! For at sige det kort er ødelæggelsen af organismen ved angst netop somatosen.

Da sagen går så langt tilbage som den primære psykose, vil vi derfor fra nu af bruge termen for den primære somatose.

5.

Så hvad er præcis fænomenet primær somatose?

II
1.

Nå, angsten, der i fysisk forstand er en kontinuerlig spontan elektromagnetisk hjernebølgeremission, gennem kontinuerlig stimulering af det centrale og autonome nervesystem påvirker hele kroppen ved frigivelse af neurotransmittere og endokrine stoffer i blodet.

2.

En sådan konstant stimulering (undtagen søvn) er uundgåeligt ekstremt dyr med hensyn til energi, og det er det, naturen ikke kan lide i det lange løb. Energien er uvurderlig for naturen, og det er grunden til, at evolutionens proces også betyder at kæmpe for en fri adgang til energikilderne og begrænse at miste den.

3.

Desuden forstyrrer en sådan konstant meningsløs angststimulering af hele organismen forløbet af fysiologiske processer i alle organer og systemer i organismen, især immunsystemet.

4.

Derfor behøvede naturen ikke at aktivere nogen yderligere mekanisme for at eliminere individer med angstmutationen. De eliminerede sig selv gennem øget sygelighed gennem den primære somatose.

5.

Med andre ord er primær somatose en kontinuerlig proces, udløst af angst, processen med at forstyrre kroppens fysiologiske funktioner, hvilket fører til et fald i organismenes immunitet og følgelig til en sygdom.

III

1.

I modsætning til de absurde teser fra nogle psykologiske kredse har sygdommen aldrig været og vil aldrig være en "måde at udtrykke og kommunikere på". I psykisk forstand er sygdom et fuldstændigt meningsløst fænomen, og det at give det en hvilken som helst psykologisk betydning er et udtryk for en total eventyrskrivning, der så let praktiseres inden for det hidtil ikke-videnskabelige felt af den såkaldte psykologi.

2.

De menneskelige organiske sygdomme er den første konsekvens af angsten. De er den fysiske konsekvens af angsten, og fra begyndelsen skulle de eliminere de angstindivider fra evolutionens race og den videre livshistorie på Jorden.

Og der var betingelser for, at disse individer rent faktisk forsvandt som et resultat af sygdomsplagen, der ramte dem.

Mekanismen for primær somatose er en fælde uden vej ud: angsten forstyrrer de fysiologiske processer i hele organismen, og som et resultat falder dens immunitet.

3.

Dette er grunden til, at alle andre dyr næsten aldrig lider af sygdomme, der lever under ekstreme klimatiske forhold og vejrforhold, ofte kolde, sultne, overophedede osv. ... De fysiologiske processer i deres kroppe forstyrres ikke! Derfor er hverken regn eller kulde eller sult farlige for dem!

4.

Og manden er så delikat, så skrøbelig. Et par minutter i regnen, og manden er syg. Nogen nyser i nærheden, og manden er syg ...

5.

Lad os forresten afvise myten om en sund livsstil, der er så populær hos de moderne mennesker, som en måde at redde deres helbred på. Faktisk ville det være fornuftigt at undgå alle trusler mod menneskers sundhed, såsom biologiske, kemiske og fysiske trusler, hvis ikke for det faktum, at manden har en mekanisme af primær somatose indlejret i generne.

IV
1.

Det faktum, at vi lever, er ikke resultatet af en sund livsstil, fordi det ikke har nogen betydning for somatosen.

Hvis ja, hvorfor lever vi, idet vi faktisk er dømt til at forsvinde lige fra starten af vores race?

Der er kun en forklaring. Der er ... et mirakel bag det!

Hvilket mirakel?

Miraklet af primær psykose.

2.

Den primære psykose er en idé til en sådan afvigelse af angstpsyken, så denne psyke kunne komme ud af angstoverbelastningen, før udviklingen udviklede bevidstheden så stærk, at bevidstheden var i stand til at overvinde angsten. Men før den primære psykose optrådte fænomenet somatose i løbet af udviklingen som den første konsekvens af angsten.

3.

I mellemtiden er somatose den samme afvigelse i den menneskelige krops funktion som psykosen i tilfælde af den menneskelige psyke er! I begge tilfælde har vi at gøre med de-realiseringen af den funktionelle følelse af processen.

4.

Og så i tilfælde af primærpsykose bliver den psykologiske proces så uvirkelig, dvs. løsrevet fra virkeligheden, at psyken bevæger sig til et højere end reelt funktionsniveau til et symbolsk niveau. På dette niveau er angsten berøvet den katastrofale skadelighed i sin fysiske dimension, og i den symbolske dimension bliver angsten en faktor, der inspirerer til et kreativt symbolsk liv.

5.

Hvad med somatose? Her erstattes den virkelige fysiologiske proces af en uvirkelig, ikke-fysiologisk proces, dvs. en proces defineret af medicin som en sygdomsproces. Vi kan derfor med rette se en analogi mellem den uvirkelige proces kaldet sygdomsprocessen i kropsfunktionerne og den uvirkelige proces kaldet psykose af psykefunktionerne.

 Mens psykosen viser sig at være en yderst værdifuld bedrift for den menneskelige art, da den åbner en ny dimension af eksistens - den symbolske dimension; spørgsmålet om, hvorvidt somatose også giver mening, er ekstremt risikabelt.

Lad os sætte det klart. Alle menneskelige sygdomme er intet andet end somatoser!

Og en sygdomsproces af enhver sygdom er intet andet end en løsrevet fra den fysiologiske virkelighedsfunktion af et givet organ i kroppen. Og selv i tilfælde af en eksogen sygdom er indflydelsen af en ekstern faktor begrænset til at inducere derealisering af den fysiologiske proces og derfor til det samme, hvad vi har at gøre med en endogen sygdom med. Så analogien mellem psyke og somatik er perfekt!

Forkortelser

AB-angstblokker

AEA Angst-Emotional Alertness

AEI-angst-følelsesmæssig intelligens

CP cyklisk polysymbolicitet

CS Childishness Syndrome

EP Episodic Psychosis

ESE Eksternt selvværd

ESEx ekstern symbolsk udveksling

gP / S genetisk polysymbolicitet / skizofreni

iP / S induceret polysymbolicitet / skizofreni

ISE intern selvværd

ISEx Intern symbolsk udveksling

LI Logic Intelligence

NPP Negativ primærpsykose (depression)

PSPM Parallel symbolsk Psyche Me

PRNL Program for tilbagevenden til normalt liv

PSEx parallel symbolsk udveksling

SBM symbolsk hjerne mig

SE Selvværd

SEx symbolsk udveksling

SP Simultan Polysymbolicity

SPM Symbolic Psyche Me

SSPM Sleep Symbolic Psyche Me

T1h menneskehedens type 1 (uden selvafstand til den primære psykose)

T2h menneskehedens type 2 (med selvafstand til den primære psykose)

T3h Type 3 af menneskeheden (mellemliggende type mellem T1h og T2h)

www.ingramcontent.com/pod-product-compliance
Lightning Source LLC
Chambersburg PA
CBHW060848220526
45466CB00003B/1291